W. MAYO

Chirurgie Française

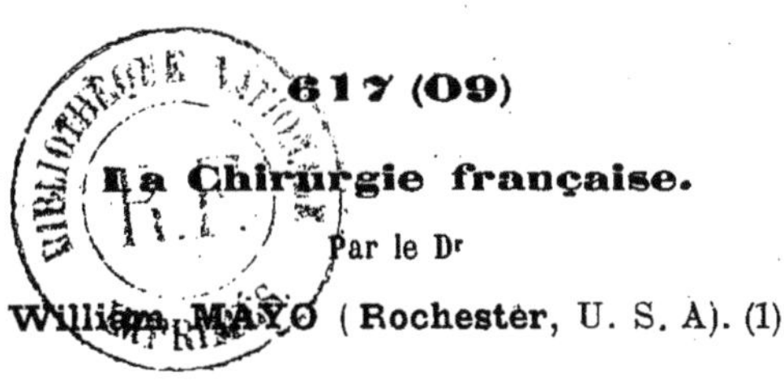

617 (09)

La Chirurgie française.

Par le D^r

William MAYO (Rochester, U. S. A). (1)

Le grand historien Guizot a dit : « Il n'y a pas de grande idée, ni principe de Civilisation, qui n'ait passé par la France, pour être vulgarisé ».

Il faut reconnaître que la plupart des grandes découvertes médicales, ont vu le jour en France et ont été vulgarisées par des Français.

La France est la patrie de Pasteur, le plus grand savant qu'il y ait jamais eu au monde. Lister (2) et Koch furent des hommes éminents ; mais ils n'ont fait que marcher sur les traces de Pasteur. — Le seul savant qui puisse être comparé à Pasteur est Darwin, qui montra par quelle voie les êtres vivants ont évolué pour arriver à la période actuelle de développement (3). Hunter, de l'école anglaise, créa l'anatomie pathologique macroscopique. Quelle merveilleuse collection cet homme a su organiser du premier coup et sans exemple, rien qu'à l'aide de l'œil nu! Hunter et Darwin ont su percevoir avec leur sens l'existence de choses visibles qui avaient échappé à leurs devanciers. Mais Pasteur, avec son génie, a su voir l'invisible...

Ambroise Paré, le médecin huguenot de Catherine de Médicis, a découvert la ligature des vaisseaux et a créé l'hémostase. Le Baron Larrey, chirurgien de Napoléon, a écrit le premier Traité de Chirurgie militaire. Langenbeck, le père de la chirurgie allemande, reçut ses

(1) William MAYO a publié, en septembre 1911, dans *The Journal of the Minnesota State Médical Association*, les impressions de son voyage en France.

L'opinion de l'éminent chirurgien d'Outre-mer est basée sur la visite qu'il a rendue à la clinique de Lausanne et à quelques services parisiens. Il assimile Roux aux opérateurs français; ce qui ne peut que nous flatter. Il admire la puissante organisation de Tuffier, l'esprit scientifique de Delbet, la mentalité artistique de Pozzi, la virtuosité de Morestin et de J. L. Faure, la technique réglée d'Hartmann, etc. Mais les installations des hôpitaux lui paraissent pour la plupart surannées; il ne voit pas les avantages pratiques du gant de Chaput, qu'il considère comme « un gant de chauffeur »; les infirmières religieuses ou laïques lui paraissent inférieures aux « nurses » Mais, à part ces critiques peu sévères, son jugement est si favorable à notre Chirurgie que je crois intéresser mes collègnes en leur soumettant cette traduction.

V. PAUCHET.

Amiens 1er mars 1912.

(2) Je ne puis pas ne pas faire remarquer que Lister n'a pas suivi Pasteur en *Matière chirurgicale ;* il l'a nettement *devancé* au point de vue, pansement des *plaies opératoires* ! C'est le Pr F. Terrier qui l'a dit, avec raison. — Marcel BAUDOUIN.

(3) L'auteur oublie Lamarck (M. B.).

premières inspirations de l'école française. Péan fut à la France ce que Lawson Tait fut à l'Angleterre ; et nos collègues français doivent beaucoup à cet opérateur brillant et original. Terrier vint après Péan et devint le chef de la nouvelle école ; son influence se fait sentir aujourd'hui dans toutes les branches de la chirurgie française.

La France est favorisée par sa situation géographique et ses relations topographiques avec les pays environnants. Le coin Sud-est, dont Nice occupe le centre, fut séparé de l'Italie il y a 50 ans, pendant le règne de Napoléon III. Les gens de ce pays rappellent tout à fait les Italiens. Victor-Emmanuel II, le grand-père du roi d'Italie actuel, céda la Savoie à la France en échange de la Lombardie. On dit que Garibaldi reprocha au roi cette cession de Nice, sa ville natale. Emmanuel lui répondit : « Nice est le berceau de Garibaldi ; mais la Savoie est le tombeau de mes ancêtres depuis huit siècles et pourtant je la sacrifie à la paix italienne ».

Nice est une ville de 100.000 habitants. Son vieil hôpital Saint-Roch est au centre de la ville et contient 600 lits. On bâtit actuellement un nouvel hôpital dans un quartier excentrique de la ville. Les hôpitaux, en France, sont soutenus pécuniairement par l'Etat, le département et la municipalité. Il en résulte que leurs dimensions ne sont pas en proportions de l'importance de la ville. Une partie de l'hôpital Saint-Roch est consacré aux malades militaires et confiée à un chirurgien de l'armée. Les salles de l'hôpital sont grandes et contiennent 30 lits ; les malades sont soignés par les sœurs de charité, plus ou moins bien éduquées. Celles-ci sont assistées par des infirmiers et des filles de salle. Une école d'infirmières fut organisée il y a quelques années ; mais elle succomba sous les coups de la jalousie et de la mauvaise volontés Les religieuses font les pansements, s'occupent de la pharmacie, et de. rayons X. Il existe trois salles d'opérations assez primitives.

J'ai eu le plaisir de rencontrer le Dr Figuiera ; c'est un bon chirurgien de l'école franco-italienne.

Il existe à Nice deux beaux hôpitaux privés : l'hôpital anglais, bâti et entretenu par des Anglais qui viennent hiverner sur la Riviera, et la fondation d'Essling qui renferme 30 lits. Ces deux hôpitaux sont modernes et bien organisés.

De Nice, je me rendis à Lausanne. Lausanne est à la Suisse ce que Nice est à la France. Lausanne est un petit coin de France enkysté dans la Suisse, comme Nice est un petit coin d'Italie enkysté dans la France. Les chirurgiens de Lausanne ont la langue et la mentalité françaises. La Clinique chirurgicale est confiée au fameux professeur Roux, personnification mixte des deux écoles, française et allemande.

Roux est un homme actif et énergique, dans la plénitude de l'âge ; c'est un professeur merveilleux qui enseigne en français, bien qu'il parle un peu anglais. Ce qui m'a surpris, c'est de voir la grande quantité d'étudiantes, qui, pour la plupart, sont Russes. L'Hôpital Cantonal est propre et les malades bien soignés. Roux est un opérateur rapide, audacieux et original ; presque tous ses procédés sont personnels. Pour aseptiser les mains, il badigeonne les doigts à la teinture d'iode, puis se lave à l'eau chaude et au savon. Il opère mains nues, sauf pour les opérations septiques, qu'il fait avec des gants de caoutchouc, et les opérations intestinales pour lesquelles il emploie des gants de fil ; sa tête, sa face et ses bras sont nus ; ses assistants sont équipés aussi simplement. Tandis que nous, Américains, nous pratiquons l'asepsie à sec, Roux emploie copieusement les solutions antiseptiques ; la peau est stérilisée par un badigeonnage iodé ; pour les sutures, il utilise uniquement (sauf pour l'intestin) l'aiguille de Reverdin, qu'il manie avec une grande rapidité. Il rapproche la peau avec des agrafes de Michel. Ici, comme en Allemagne, les patients sont amenés nus dans la salle d'opérations, simplement enveloppés d'un drap. Cette habitude que j'ai retrouvée dans plusieurs cliniques étrangères, m'explique que les complications pulmonaires sont là plus fréquentes qu'en Amérique. Roux a fait devant moi neuf opérations : deux étaient des appendicites ; une à chaud et une à froid. Cette dernière a été exécutée à travers une très petite incision ; l'appendice fut enfoui sous une suture en bourse ; l'autre cas, subaigu, fit découvrir un appendice rétro-cæcal ; par suite d'adhérences nombreuses, l'opération fut pénible et nécessita une grande incision. Comme le cas était difficile, pour nous distraire et soutenir son énergie (au moment où les difficultés opératoires se trouvaient les plus grandes), Roux se mit à siffler, avec une perfection étonnante, un air qui aurait pu rendre jalouse une allouette ! Il opéra ensuite trois goîtres kystiques par l'énucléation. Cette énucléation se fit avec les doigts, aidés d'une compresse. Le chirurgien déploya un effort considérable ; les débris de la capsule furent suturés au catgut ; il laissa un petit drain dans le foyer et le fit sortir par une contre-ouverture au-dessous de l'incision. Les muscles ne furent pas suturés ; la peau fut réunie par des agrafes de Michel. Roux reconnaît que l'énucléation n'est pas une intervention élégante, mais qu'elle donne de très bons résultats. Il opéra ensuite une hernie ombilicale chez un enfant. Il excisa l'anneau et sutura ensemble les deux droits. Il pratiqua ensuite une gastro-entérostomie pour ulcère duodénal ; il employa non pas l'Y qu'il a délaissé, mais l'anastomose latéro-latérale postérieure, à anse courte ainsi que presque tous les chirurgiens. Ce qu'il y a d'original, c'est son incision transversale à égale distance de l'ombilic et de l'appendice xyphoïde. Les muscles droits sont rétractés hors de leurs gaînes, comme s'il s'agissait de l'incision sus-pubienne de Pfannanstiel Je n'ai jamais vu employer cette incision dans les opérations épigastriques. Elle paraît certainement très bonne. Roux place des pinces pour fixer l'estomac à l'intestin au niveau des tuniques séreuse, musculaire et muqueuse ; pour empêcher l'écoulement des liquides, il introduit dans l'incision gastro-intestinale des tampons de gaze ; quand l'opération est finie, il les refoule dans le jéjunum au lieu de les enlever ; cela a l'avantage de provoquer du péristaltisme du côté de l'iléon.

Il fit ensuite une prostatectomie sus-pubienne ; la vessie fut remplie d'eau et suturée à la paroi par quelques points séparés ; il pratiqua l'énucléation à l'aide de la main gauche nue, tandis que la main droite gantée refoulait la prostate par le rectum.

Il termina par une ostéomyélite de l'humérus.

De Lausanne, je me rendis à Paris. La capitale possède 25 hopitaux et beaucoup de bons chirurgiens. Je regrette d'avoir été trop pressé pour les voir tous. Parfois mes compatriotes jugent sévèrement les chirurgiens français ; ils basent leur opinion sur l'organisation, les préparatifs antiseptiques et le matériel de la salle d'opération. Chaque fois que le cérémonial des soins préopératoires immédiats n'est pas appliqué dans toute sa rigueur, nos compatriotes sont trop facilement portés à conclure que la chirurgie pratiquée dans le service est mauvaise. C'est une conclusion par trop sommaire. Sans doute, en France, il y a dans quelques cliniques des lacunes en ce qui concerne l'installation et l'asepsie ; mais, d'une façon générale, les résultats sont très bons et cela tient à la fois à l'habileté des chirurgiens, à leur belle mentalité et à leur organisation.

Tuffier est un brillant professeur, chef de la clinique chirurgicale de l'hôpital Beaujon. Cet établissement fut fondé, en 1784, par le Ministre des Finances. Pendant le règne de Napoléon III, il fut reconstruit sous forme de bâtiments séparés qui entourent des petites cours verdoyantes ; il contient 600 lits, les salles d'opération sont installées dans un pavillon isolé. Leur disposition est tout à fait moderne. Beaujon est bâti dans un beau quartier, à cinq minutes en auto, de la place de la Concorde.

Tuffier est un homme d'environ cinquante ans ; sa taille est droite ; son attitude énergique ; depuis dix ans que je ne l'avais vu, c'est à peine s'il avait changé ; c'est un esprit scientifique, une imagination à la fois féconde et mesurée ; un chercheur de grande originalité, un technicien hors ligne. Depuis ma dernière visite en France, j'avais suivi ses travaux avec intérêt ; c'est une des plus grandes figures chirurgicales de notre époque. L'organisation aseptique est dans ce service tout à fait impeccable, sans apparat et d'une grande simplicité. Le chirurgien porte des gants de caoutchouc, des manches et une calotte stérilisées. Il n'a pas de masque; les instruments sont stérilisés à sec; la peau est désinfectée à l'iode. Comme les chirurgiens parisiens, il se sert de l'aiguille de Reverdin, sauf pour l'intestin. La peau est suturée avec les agrafes de Michel. J'ai vu exécuter par Tuffier les opértions suivantes.

a) Une tuberculose péritonéale, consécutive à une lésion bacillaire des trompes. Le liquide fut épongé soigneusement; les trompes extirpées et le bassin touché à la teinture d'iode. Le ventre fut fermé sans drainage.

b) Myomectomie pour utérus fibromateux. Tuffier pratique de préférence l'énucléation à l'exclusion de l'hystérectomie, quand la femme n'a pas atteint la ménopause. Il incise le tissu utérin sur la tumeur, puis arrache le fibrome avec un crochet; l'incision est faite aussi près que possible de la ligne médiane, de façon à éviter les vaisseaux. Parfois il enlève une tumeur voisine à travers la loge d'un autre fibrome déjà énucléé. Chaque plaie est fermée au catgut. Dans le casque je vis opérer, il y avait neuf myomes qui furent ainsi extirpés.

c) Fracture non réduite de l'humérus qui fut ouverte dans le but d'appliquer une plaque de Lane; mais une fois la fracture réduite, le chirurgien trouva inutile de faire l'ostéosynthèse.

d) Résection pour ankylose du coude. — L'espace libre fut oblitéré par un cartilage provenant du genou amputé antérieurement. La pièce avait été conservée quelques jours dans la glacière; le cartilage présentait encore une surface osseuse qui fut placée en contact avec l'extrémité inférieure de l'humérus.

Ce qui m'a le plus intéressé à la Clinique de Tuffier, c'est le résultat de la *greffe ovarienne*. Quand ce chirurgien opère une salpingite double, il enlève trompes et ovaires; puis, dans le but de permettre aux menstruations de continuer régulièrement, il greffe les ovaires dans le tissu cellulaire sous-péritonéal, ou sous la peau, s'il a l'intention de surveiller l'état des organes greffés. Si la trompe est suppurée et si l'ovaire est infecté, il le stérilise au-dessus d'une lampe à alcool. Il me montra une série de malades qui avaient subi cette opération; une femme dont l'ovaire avait été enfoui sous la peau, j'ai nettement perçu l'organe par le palper et éveillé de la sensibilité. Cette sensation subjective spéciale existait surtout pendant la menstruation. Tuffier pense que le corps jaune est la cause de la menstruation et que pendant la période menstruelle il y a élimination de poisons accumulés; leur rétention chez la jeune ovariectomisée provoque des troubles nerveux et toxiques. Dans 120 cas, Tuffier a ainsi transplanté des ovaires; il n'a réussi à conserver la menstruation que chez les femmes qui avaient subi une auto-greffe. Il a essayé la substitution entre femmes blanches, jaunes et noires; l'insuccès a été constant. Il assure que si les trompes sont enlevées et si les ovaires sont laissés à leur place normale, la menstruation est troublée et l'écoulement menstruel exagéré.

Je fus également fort intéressé par la Radiumthérapie appliquée au traitement des *angiomes et lymphangiomes*. Tuffier pense que l'action du radium prédomine sur les vaisseaux sanguins et qu'il n'agit dans les tumeurs malignes, sarcome ou carcinome; que dans les cas vasculaires; il ne croit guère à leur guérison absolue, sauf pour l'épithélioma superficiel. J'ai vu opérer une jeune fille de 16 ans, qui portait sur la joue un énorme angiome mou. Une petite incision fut faite dans la tumeur; le tube de radium fut introduit, enfoui et fixé par un fil métallique. Le tube fut enlevé après vingt-quatre heures. Il faut renouveler la séance après plusieurs mois. J'ai vu un certain nombre de patients qui avaient été traités de cette manière. Je pus comparer par des photographies l'état présent avec l'état antérieur. Je dois reconnaître que je n'ai jamais vu dans le traitement des angiomes des résultats aussi beaux que ceux de Tuffier.

Notre collègue de Beaujon me montra également un cas fort intéressant de vieil abcès pulmonaire. Il réséqua 10 cm, d'une côte, et avec le doigt décolla la plèvre, comprima la cavité pulmonaire pour refouler les parois l'une contre l'autre. L'abcès ne fut pas ouvert: mais ainsi vidé par les bronches. La dépression produite à la surface du poumon fut comblée par une masse d'épiploon grosse comme le poing, qu'il retira de la glacière, puis il ferma le thorax. Ce chirurgien a guéri un certain nombre de malades par ce même procédé.

Tuffier conserve dans la glacière des « pièces » d'épiploon, des vaisseaux sanguins, des tendons, etc... Il déclare que ce matériel est moins toxique après sortie de la glacière qu'après l'extirpation directe de l'organisme. Il fait pour le catgut des essais avec des tissus humains; le fil est très solide.

Pozzi est chirurgien de l'Hôpital Broca. Cet établissement contient 300 lits, consacrés aux affections gynécologiques. Ce professeur est très connu de nos collègues américains; il a rendu plusieurs visites à notre patrie et aux membres de l'Association américaine de chirurgie. Il parle anglais et a écrit plusieurs livres de gynécologie dont un a été traduit dans notre langue, il y a 10 ans. Un confrère américain qui habite Paris me dit : « Pozzi prit possession de l'Hôpital Broca alors que cet établissement n'était qu'une vieille cabane impropre à loger des êtres humains, malades ou bien portants. » Il l'a converti en un magnifique établissement. On accède à l'hôpital par une rue étroite ; l'entrée de l'établissement est peu engageante, mais au fur et à mesure qu'on avance, le spectacle devient plus impressionnant et intéressant.

Pozzi est sénateur. Il joue donc un rôle dans la vie nationale de son pays ; c'est un tempérament foncièrement artiste ; il vit entouré de peintres et de musiciens ; son hôpital est décoré de magnifiques fresques que ses amis ont exécuté sur les murs: ce qui transforme cet hôpital en un musée. Tous les lundis des concerts sont donnés dans le hall central. Ces séances sont organisées gratuitement par des exécutants professionnels de grande valeur.

L'Hôpital Broca est un des rares hôpitaux de Paris qui contiennent un pavillon de chambres privées dont l'installation est tout à fait moderne. Pozzi a beaucoup voyagé ; c'est un observateur fin et judicieux ; il a rapporté de tous pays des idées qu'il a appliquées à son hôpital. Dans l'amphithéâtre où il enseigne aux élèves, une galerie circulaire se trouve disposée autour et au-dessus de la table d'opérations. Les étudiants sont séparés de l'opérateur et de ses aides, par des glaces, de telle sorte qu'ils peuvent suivre les interventions sans provoquer la chute des poussières. Les glaces sont disposées de façon que les étudiants puissent entendre les explications du professeur.

L'organisation du service de Pozzi est complète ; il y a un laboratoire d'anatomie pathologique qui avoisine la salle d'opérations et qui est confié au Docteur Latteux. Ce confrère, au moment où je visitais le service, faisait des recherches sur le cancer de l'appareil génital. Un autre laboratoire expérimental est confié au Dr Champy ; c'est lui qui démontra la toxicité des corps jaunes. Notre confrère broya des corps jaunes avec de l'eau et injecta le liquide à un lapin qui mourut en 2 minutes. L'autopsie immédiate montra que l'utérus était injecté et congestionné.

Dans le Musée, existe un grand nombre de modèles de cire magnifiquement exécutés et d'un puissant intérêt. Ils représentent tous les cas rares rencontrés dans le service. Entre autres spécimens, j'ai vu deux cas dans lesquels Pozzi avait créé un vagin artificiel par sa méthode ; j'ai examiné un de ces sujets ; c'était une femme mariée qui avait été opérée 2 ans auparavant. Le vagin artificiel formait un cul de sac d'une profondeur de 0^m10 d'aspect nullement enflammé et sans tendances à la rétractation.

Je vis pratiquer par Pozzi trois opérations :

a) Une grossesse extra-utérine ; b) une hystérectomie abdominale pour fibrome ; c) une hystérectomie vaginale avec pinces á demeure.

Ces trois opérations furent très bien exécutées et en une heure 1/2.

HARTMANN, actuellement chirurgien de l'Hôpital Bichat, fut l'élève et l'assistant de Terrier. Il lui a succédé comme professeur de médecine opératoire à la Faculté. Cet hôpital est bâti sur les remparts de la ville ; il renferme le service chirurgical le plus actif de Paris ; il comprend 150 lits, et a justement mérité sa réputation d'attirer des cas intéressants.

Hartmann est un homme d'environ 50 ans ; il parle un peu anglais ; sa technique est simple, anatomique et raisonnée. En le quittant, je partis avec l'impression qu'on pourrait lui confier les yeux fermés sa propre personne ou celle de ses amis. Il n'a aucune prétention au brio ; il opère avec beaucoup de méthode et emploie des procédés qui ont fait leur preuve, de façon à servir le mieux possible l'intérêt du malade. Il a publié un grand nombre de travaux sur la chirurgie de l'estomac et de l'appareil urinaire.

Cet hôpital est bien organisé au point de vue aseptique. J'ai vu trois opérations.

a) Une cholécystite. Le malade fut placé en léger Trendelenburg, avec la région du foie surélevée ; la vésicule fut enlevée.

b) Un ulcère duodénal qui subit une gastro-entérostomie postérieure. L'opérateur ne se servit pas de clans.

c) Une appendicite chronique pratiquée par une incision étroite,

Ces trois opérations demandèrent environ une heure 1/4.

J.-F. FAURE exerçait à cette époque à « la Charité », vieil hôpital fondé en 1602 par Henri IV ; une partie des anciens bâtiments est encore debout ; l'hôpital contient 650 lits ; c'est un établissement encombréet mal installé ; pourtant les malades y ont l'air satisfait de leur sort. La salle d'opérations est propre, bien agencée.

Faure et ses aides portent des gants de caoutchouc, des manchettes, un masque et une calotte. Ce chirurgien pratiqua devant moi une hystérectomie pour cancer du col ; le sujet fut placé dans la posiion de Trendelenburg exagérée. Les bords de la plaie furent écartés par la valve de Doyen qui donne beaucoup de jour, et transforma l'incision longitudinale en ouverture transversale. La plupart des instruments employés ont été créés par l'opérateur ; j'en ai emporté plusieurs modèles qui me sont déjà très utiles. L'opération fut exécutée d'une façon classique ; les uretères furent bien exposés et séparés de la vessie. Les ganglions, le tissu cellulaire, l'utérus et une partie du vagin furent enlevés d'une pièce. Un drain entouré de gaze fut introduit dans le vagin, puis la sigmoïde fut suturée en avant au lambeau vésical de façon à cloisonner le pelvis. L'opération ne dura que 40 minutes. Je peux déclarer sans hésiter, que, jamais de ma vie, je n'ai vu cette opération aussi bien conduite.

DELBET exerce à l'hôpital Necker qui fut fondé en 1773. Cet hôpital, bâti en plusieurs pavillons à deux étages, renferme 500 lits. L'établissement fut illustré par Albarran, le grand chirurgien urinaire, qui a contribué puissamment au développement de la prostatectomie. Delbet est un esprit scientifique est un technicien élégant. Il opéra d'abord un goître qu'il enleva par une incision longitudinale, puis il pratiqua une gastro-entérostomie pour ulcère duodénal (1). Il utilise le fil de lin pour la suture muco-muqueuse et se sert de catgut pour la séro-séreuse ; c'est un des meilleurs chirurgiens de Paris, à la fois propre, soigneux et expérimenté.

MORESTIN est chirurgien de l'hôpital Tenon. Cet établissement relativement moderne (construit il y a 30 ans) est situé sur un point élevé de Paris et renferme 900 lits Morestin est très connu pour les opérations plastiques qu'il exécute sur la face et le cou. Il est à la hauteur de sa réputation. Ses malades arrivent à la table d'opérations avec la tête entourée d'un pansement ; celui-ci est enlevé ; l'opérateur lui-même administre au patient un vigoureux schampoing, puis il les frotte à l'alcool, et entoure le champ opératoire d'une serviette stérilisée. Alors, le sujet est couché sur la table d'opérations, solidement attaché et légèrement endormi. L'opération est menée avec rapidité. Je vis deux interventions :

a) *Un cancer de l'amygdale et de la base de la langue*, cas d'apparence inopérable. Une incision fut menée le long du sterno-mastoïdien. La veine jugulaire interne fut découverte immédiatement au-dessus de l'articulation sterno-claviculaire et coupée entre deux liga-

(1) W. Mayo, à Lausanne et à Paris, vit exécuter trois gastro-entérostomies toutes trois furent faites pour des ulcères duodénaux. Il y a deux ans, quand M. Ricard et moi, nous demandâmes aux collègues de ces deux villes les résultats de leur expérience par l'ulcère duodénal, c'est à peine si on pût vous fournir d'autres indications que la prétendue rareté de cette lésion! (V. P.).

tures; alors, la graisse, les ganglions et les vaisseaux furent rapide-
ment disséqués de bas en haut; puis, mâchoire inférieure, langue en
totalité, amygdale, paroi pharyngée et une partie du larynx avec
l'épiglotte furent enlevés d'un bloc. Cette dissection effrayante fut exécutée au bistouri, avec une rapidité et une précision remarquables.
Le larynx fut suturé à la peau; la plaie tamponnée à la gaze iodo-
formée.

b) *Lymphangiome congénital de la face*. La tumeur fut attirée
en haut; le facial fut disséqué avec ses branches avant l'ablation de la
tumeur. Ce fut une habile et rapide préparation anatomique.

Je me rendis à l'hôpital Lariboisière, vieil établissement construit
par pavillons à trois étages, limitant une petite cour. Il contient
1000 lits. J'assistai à une leçon clinique de *Picqué*; ce chirurgien fit
examiner à des élèves les différents malades du service. Les explications qu'il leur fournit, les procédés cliniques qu'il leur enseigne mon-
trent qu'il s'agit d'un professeur expérimenté et intéressant.

REYFIER était absent et se trouvait remplacé par son assistant *Chifoliau*. La salle d'opérations m'a paru assez bien organisée. L'anes-
thésie fut donnée avec un « appareil breveté », aussi la narcose fut-
elle mauvaise, non qu'aucune alerte survint, mais le sommeil fut pénible. Ici, comme dans la plupart des hôpitaux français, on se sert de
compresses abdominales de gaze sèche et de l'aiguille de Reverdin. Le
chirurgien se tient à gauche de sa table. J'ai eu le plaisir de voir le
malade chaudement enveloppé. Sous ce rapport, il n'y a pas à blâmer
les hôpitaux parisiens; les malades sont bien protégés contre les re-
froidissements.

CHIFOLIAU opéra un pyo-salpinx gauche avec appendicite. L'appendicite fut enlevé avec les annexes malades; l'ovaire droit et la trompe
furent laissés; la plaie fut drainée. Chifoliau ne diffère pas des autres
chirurgiens français; c'est un bon opérateur et je me demande com-
ment il n'est pas gêné par ses gros gants à crispin qui rappellent ceux
« des chauffeurs ».

La Colonie américaine comprend, à Paris, 5.000 résidants. Grâce à
l'influence de notre compatriote, le Dr Magnin, il s'est construit un
magnifique « Hôpital américain ». Cette bâtisse est installée dans un
petit parc; le personnel est composé de médecins et de chirurgiens
américains; les infirmières sont bien éduquées. Parmi les pension-
naires, vous trouveriez, soit un étudiant américain tombé malade au
cours de ses travaux, soit un touriste qui n'avait pas mis la maladie
sur sa liste de dépenses de voyages, et beaucoup d'autres encore qui

sont enchantés de trouver des soins loin de leur patrie et de leur « home ». Il y a des chambres privées pour ceux qui peuvent payer. L'organisation de cet hôpital rappelle celle des hôpitaux américains.

Le chirurgien, le Dr du Bouchet, est né à Philadelphie et a fait en France, une éducation professionnelle ; c'est un excellent clinicien, digne élève de Terrier. La salle d'opérations est superbe ; la table, avec ses mouvements d'ascension et de descente, ainsi que les autres changements de position, se manœuvre avec une grande facilité. J'en ai commandé une pour moi-même.

On a réuni huit millions pour organiser cet hôpital. Il est entretenu par la Colonie américaine qui habite Paris. Les Américains qui voyagent en France savent apprécier une pareille fondation.

www.ingramcontent.com/pod-product-compliance
Ingram Content Group UK Ltd.
Pitfield, Milton Keynes, MK11 3LW, UK
UKHW020126100726
13658UKWH00005B/2387

9 782019 295141